PROF. DR. MARTIN STORR | NORBERT MITTERMAIER

Heilpflanze Curcuma

EINSATZ EINER FASZINIERENDEN PFLANZE IN DER MODERNEN MEDIZIN

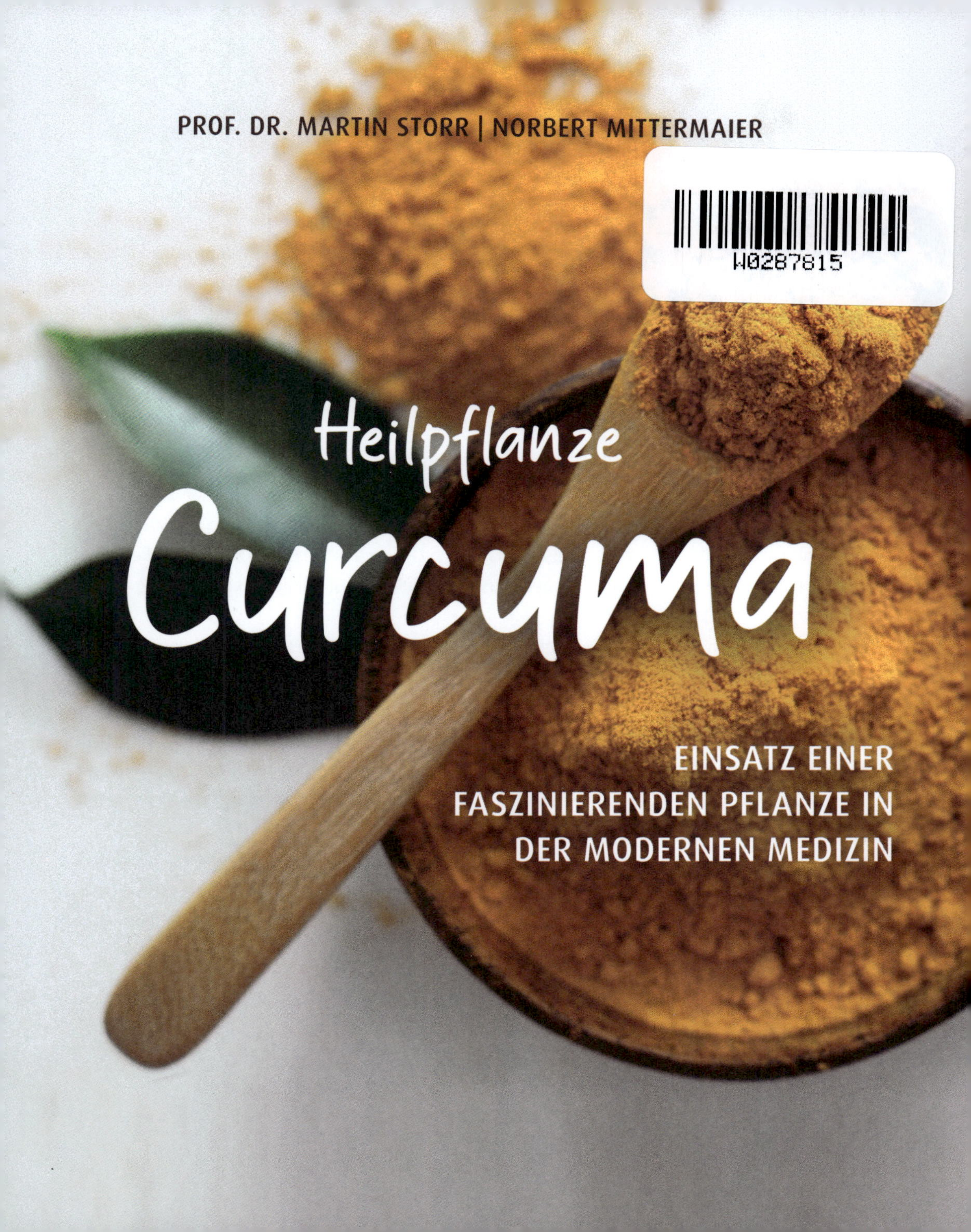

Vorwort

Pflanzliche Therapieformen genießen sowohl bei Patienten als auch bei Ärzten einen hohen Stellenwert. Dies betrifft Präparate in der Selbstanwendung und Präparate der medizinischen Verordnung. Gerade bei gesundheitlichen Problemen, die auf Entzündungsvorgängen beruhen und daher oftmals chronische Verlaufsformen annehmen, genießen pflanzliche Präparate zu Recht einen Vertrauensvorschuss, da sie in Wirksamkeit den chemisch definierten Wirkstoffen nicht nachstehen, Nebenwirkungen aber nur sehr selten auftreten.

Phytotherapie darf an dieser Stelle aber nicht mit althergebrachter Kräuterküche verwechselt werden, sondern die Pflanzenheilkunde stellt einen wichtigen Baustein der modernen Medizin dar. Manche pflanzlichen Präparate sind in ihrer Wirksamkeit in klinischen Studien, die den Studien von klassischen Arzneimitteln in nichts nachstehen, untersucht. Nicht ohne Grund findet sich die Phytotherapie daher in verschiedensten schulmedizinischen Behandlungsleitlinien als Empfehlung wieder.

Der Wirkstoff Curcumin, der aus der Pflanze Curcuma gewonnen wird, ist ein exzellentes Beispiel hierfür und stellt einen solchen pflanzlichen Vertreter moderner Medizin mit vielfältigen Einsatzmöglichkeiten dar. Um Aufnahme, Bioverfügbarkeit und Wirkdauer pflanzlicher Präparate weiter zu optimieren und dadurch eine stabile und langanhaltende Wirksamkeit im gesamten Körper zu ermöglichen, wurden Darreichungen und Galeniken entwickelt, die den höchsten Ansprüchen genügen können. Denn für günstige Gesundheitswirkungen wollen wir zu Recht sehr hohe Ansprüche haben.

Freuen Sie sich daher auf eine interessante Lektüre, in der Ihnen die Heilpflanze Curcuma detailliert vorgestellt wird. Sie erfahren, wie sie wirkt, bei welchen Erkrankungen sie zum Einsatz kommen kann und wie modernste Curcuma-Präparate dazu beitragen können, den gesundheitlichen Nutzen dieser außergewöhnlichen Pflanze noch weiter zu verbessern.

Wir wünschen Ihnen nun viel Freude beim Lesen und beste Gesundheit!

Martin Storr und Norbert Mittermaier

München im April 2021

Inhalts-VERZEICHNIS

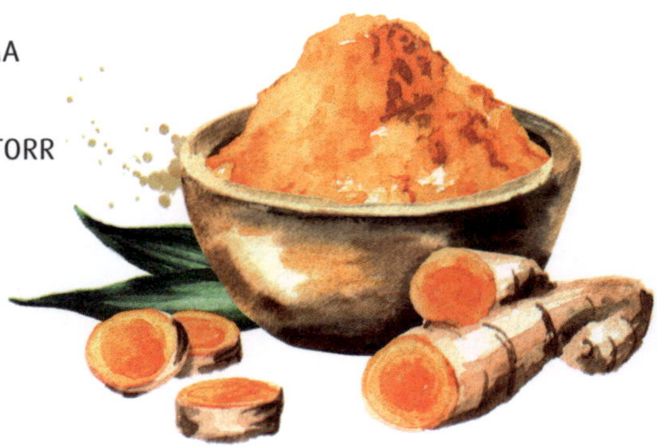

Pflanzenportrait Curcuma

„Gestatten, mein Name ist Curcuma…"

Jede Pflanzenart hat nur einen international gültigen botanisch-lateinischen Namen, dagegen meist mehrere deutsche Namen. ***Curcuma longa*** ist die offizielle wissenschaftliche Bezeichnung für die Pflanzenart Curcuma, die im deutschsprachigen Raum auch **Gelbwurz, Safranwurzel oder Gelber Ingwer** genannt wird. Im Englischen heißt sie ‚turmeric'. Die Curcuma – das grammatische Geschlecht ist feminin, also ‚die' – zählt zu den Ingwergewächsen, botanisch Zingiberaceae. Zu dieser Pflanzenfamilie werden weltweit mehr als 50 Gattungen mit etwa 1.500 verschiedenen Arten gerechnet. Ingwergewächse wachsen in Europa nicht natürlich; sie sind in den meisten tropischen und subtropischen Gebieten der Erde zuhause, vor allem in Indien, China und im ganzen südostasiatischen Raum. In Deutschland hat aus dieser Pflanzenfamilie – neben dem namensgebenden Ingwer (*Zingiber officinale*) – nur *Curcuma longa* eine große wirtschaftliche Bedeutung, sowohl als Gewürz- als auch als Arzneipflanze. Die unzähligen anderen Arten dieser Familie sind tropische Zierpflanzen, viele davon mit auffälligen, farbenfrohen und großen Blütenständen. Aufgrund ihrer Attraktivität werden einige davon hierzulande als Zimmerpflanzen immer beliebter.

Kulinarisch und optisch ein Leckerbissen

Wer Curcuma zum ersten Mal blühend sieht, ist sehr wahrscheinlich begeistert. Der vielblütige, zylindrische Blütenstand kann bis zu 20 cm lang und fast halb so breit werden. Der Bereich oberhalb der eigentlichen Blüten besteht aus ausgebreiteten weißen Hochblättern, die häufig rötliche bis purpurfarbene Streifen aufweisen (*vgl. Foto 1*). Die Blütezeit liegt in den Sommermonaten und kann bis zu einem Monat andauern. Attraktiv sind auch die frischgrünen und langgestielten Blätter, die weit über einen halben Meter lang werden können. Seine große Bedeutung hat die Curcuma jedoch ihrem **Wurzelstock** zu verdanken, der Fachbegriff dafür lautet ***Rhizom***. Ein Rhizom ist ein verdickter und verzweigter, unterirdisch wachsender Pflanzenteil, aus dem die eigentlichen Wurzeln entspringen; es dient der Überwinterung wie auch der Speicherung von Reservestoffen der Pflanze. Der Curcuma-Wurzelstock ähnelt dem des Ingwers, ist jedoch schmaler und unter seiner graubraunen Oberfläche intensiv gelborange gefärbt (*vgl. Foto 2)*.

Anbau und Ernte sind für die Bauern sehr arbeitsintensiv. Vom Setzen der Stecklinge bis zum reifen Wurzelstock dauert es knapp zehn Monate. Nach der Ernte müssen die zwei bis drei Kilogramm schweren Rhizome von Erde und Wurzeln (*vgl. Foto 3*) befreit, dann 20 Minuten gekocht und anschließend eine Woche lang in der Sonne getrocknet werden. Zuletzt wird noch in mühevoller Handarbeit die braune Außenschicht wegpoliert. Erst dann geht die Ware zum Pulverisieren in die Fabrik.

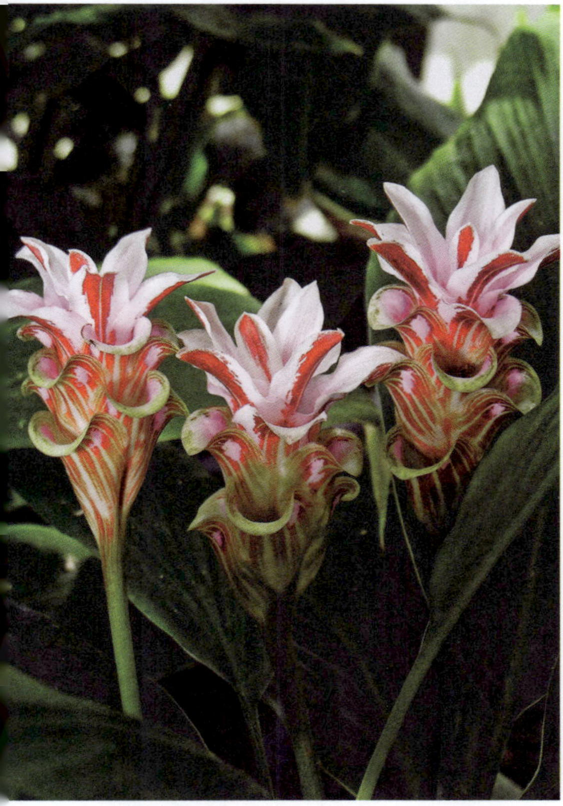

Curcuma longa in Vollblüte

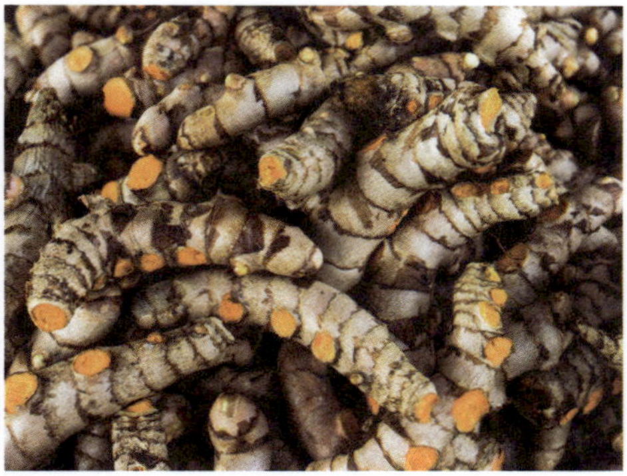

Curcuma-Wurzelstöcke zum Verkauf auf einem Markt

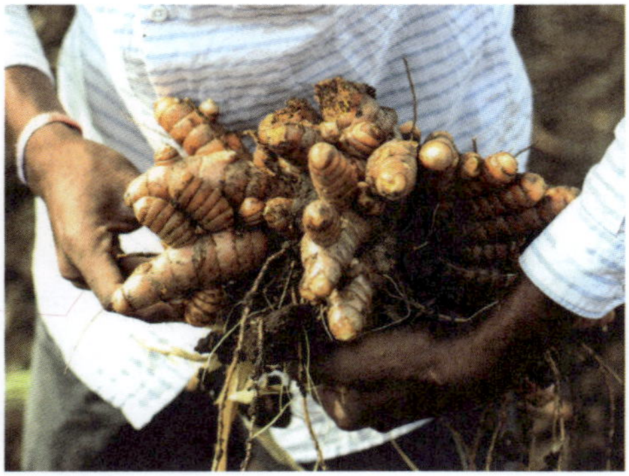

Curcuma-Wurzelstöcke kurz nach der Ernte

Herkunft und Verwendung von Curcuma

Verwendung in der Küche

Der größte Teil der geernteten Curcuma-Wurzelstöcke wird fein gemahlen, um der wohl bekanntesten Gewürzmischung der Welt, dem **Currypulver**, beigemischt zu werden. Es ist in erster Linie das Curcumapulver, das dem Curry seine goldgelbe, charakteristische Farbe verleiht. Aber auch für viele weitere Gerichte ist die Curcuma der ultimative Farbgeber. Schon geringe Mengen im Kochwasser von Kartoffeln, Nudeln oder Reis lassen die Beilagen besonders appetitlich aussehen.

Curcuma-Pulver schmeckt feinherb, würzig, leicht erdig, nur wenig scharf und – bei großzügigerer Verwendung – leider etwas bitter. Daher wird es hierzulande in der Küche nur sehr sparsam verwendet. Es passt sehr gut zu Eierspeisen, zu Reis, zu Pasta, wie auch zu vielen Gemüsesorten wie Blumenkohl, Sellerie, Linsen oder Karotten. Dips lassen sich prima verfeinern und Küchenprofis geben das sonnengelbe Pulver in die selbstgemachte Mayonnaise. In Großbritannien wird Curcuma zur Herstellung der Worcestershire-Sauce benötigt. Ein Trendgetränk ist die sog. **Goldene Milch** (*Golden Milk*), die für eine Entgiftungskur regelmäßig über mehrere Monate getrunken werden soll (*vgl. Rezept*).

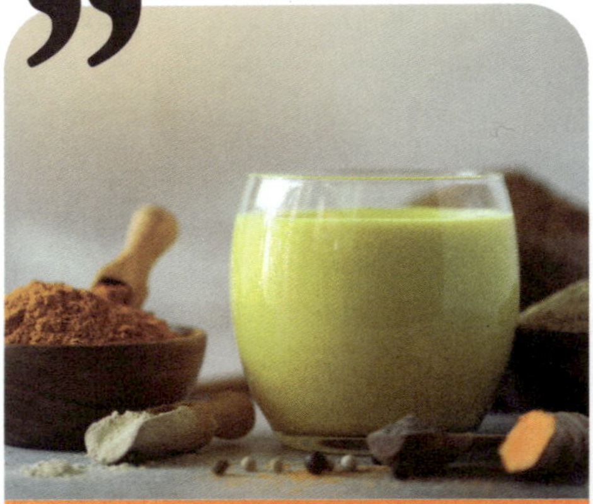

REZEPT
GOLDENE MILCH – LECKER UND GESUND

In ein Glas Mandel- oder Soja-Milch wird ein Teelöffel Curcumapulver oder -paste eingerührt und anschließend in einem Topf erwärmt. Durch Zugabe von etwas Öl oder geklärter Butter entfaltet sich die Wirkung der am besten in Fett löslichen Inhaltsstoffe am besten. Je nach Geschmack mit Honig süßen und – wer es etwas schärfer mag – mit schwarzem Pfeffer würzen, dann heiß servieren. Wohl bekomm's!

Königin der Gewürze und wahres Medizinwunder

In Indien und in den angrenzenden Ländern wird Curcuma bereits seit Jahrtausenden kultiviert – aus **kulturellen**, **kulinarischen** wie auch **medizinischen** Gründen. Hindus tragen bei feierlichen Anlässen oder Zeremonien gerne verschiedene **Segenszeichen** auf der Stirnmitte, die *Tilaka* oder auch *Tika* genannt werden. Häufig handelt es sich dabei um einen gelben Punkt aus Curcumapaste. Dieser Segenspunkt symbolisiert Kraft und markiert und schützt das an dieser Stelle vermutete Energiezentrum, das „dritte Auge". Traditionell wird der Wurzelstock auch bei der Herstellung der orangegelben **Kleidung buddhistischer Mönche** verwendet.

Die Curcuma ist seit jeher auch **fester Bestandteil der landestypischen Küche** in Südostasien. Es gab und gibt kaum ein Gericht, in dem die gelbe Wurzel nicht enthalten ist, schon weil Curry-Gewürz praktisch in keinem Essen fehlen darf. In Indonesien ist es üblich, statt Kaffee oder Schwarztee täglich eine Curcuma-Teezubereitung zu trinken – möglicherweise ist dies ein Grund, warum dort weniger Leber- und Gallenerkrankungen auftreten als in Europa.
Nicht zuletzt ist Curcuma in der asiatischen Heiltradition seit jeher fest verankert – im Gegensatz zur westlichen Medizin, in der die Wurzelknolle erst in jüngerer Zeit eine zunehmend große Rolle spielt. In der aus Indien stammenden **ayurvedischen Heillehre** (*vgl. Kasten auf S. 10*) wurde und wird Curcuma eingesetzt bei Verdauungsproblemen, bei Leberleiden und auch zur Behandlung von Wunden, Juckreiz und Hautkrankheiten; weiterhin ganz allgemein zur Stärkung des Stoffwechsels und damit der Vitalität. In der **traditionellen chinesischen Medizin** (*vgl. Kasten auf S. 10*) sagt man, Curcuma habe eine wärmende und bewegende Wirkung, es „belebt" das Blut, zerstreut damit Blutstauungen. Daher wird die Gelbwurzel vor allem gegen Schmerzen verwendet, beispielsweise bei Regelschmerzen oder solchen im Bereich von Bauch und Brustkorb.

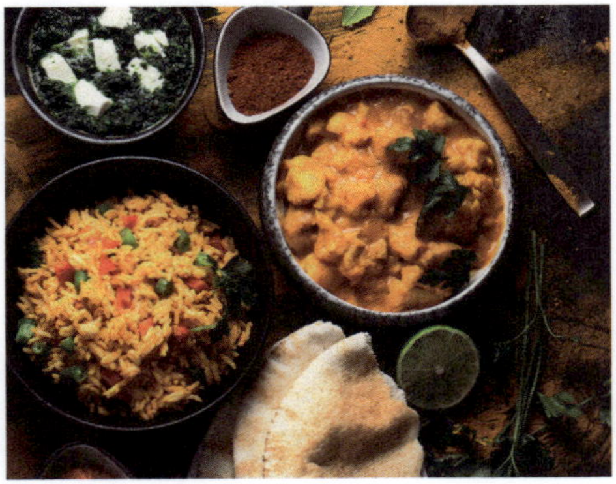

Curcuma gilt als fester Bestandteil der südostasiatischen Küche

AYURVEDA

Die Heilkunst Ayurveda stammt aus Indien und ist mehr als 5.000 Jahre alt. Der Name bedeutet „Wissen vom Leben“. Den Körper zu entgiften und die Selbstheilungskräfte anzuregen, sind die Hauptziele dieser Lehre. Laut Ayurveda lassen sich Erkrankungen vermeiden und der Alterungsprozess verlangsamen, wenn man die richtigen Nahrungsmittel zur richtigen Zeit, in der richtigen Menge und auch in der richtigen Art und Weise zu sich nimmt. Curcuma zählt hier zu einer Basissubstanz, die Energie und Wärme verleiht und als natürlicher Fänger freier Radikale für ein gesundes Gleichgewicht im Körper sorgt.

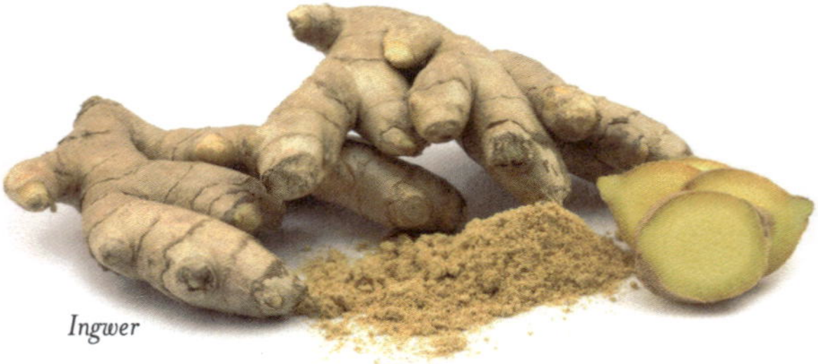

Ingwer

TRADITIONELLE CHINESISCHE MEDIZIN (TCM)

Die TCM stützt sich auf viele Säulen – darunter die Akupunktur, die Ernährungslehre oder meditative Übungstechniken –, die zusammen ein komplexes Heilsystem ergeben. Die TCM nimmt an, dass bei Gesundheitsproblemen Störungen von Kräfteströmungen vorliegen, die unseren Organismus im Gleichgewicht halten. Die Lebensenergie Qi (sprich ‚Tschi‘) nimmt in diesem Konzept eine zentrale Rolle ein. Qi schützt, ernährt, erwärmt, transportiert, kontrolliert und verwandelt. Nur wenn Qi ungehindert fließen kann, ist der Mensch gesund. Curcuma (und auch Ingwer) haben beide eine wärmende wie auch bewegende Wirkung.

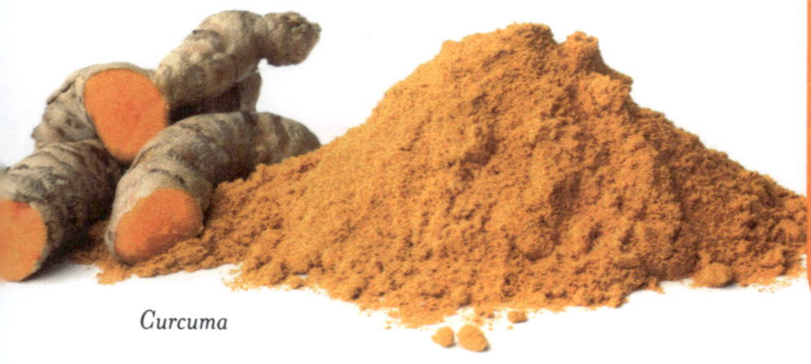

Curcuma

Curcuma in der modernen Medizin

Curcuma – Hoffnungsträger ersten Ranges

Nach Europa kam die Curcuma erst relativ spät. Vermutlich hat sie der venezianische Seefahrer Marco Polo im 14. Jahrhundert auf einer seiner Reisen entdeckt und mit nach Europa gebracht. Hier wurde die Gelbwurzel anfangs in erster Linie als Küchenkraut genutzt, bis sie es ziemlich bald auch in die Klostermedizin schaffte. Der deutsche Botaniker *Jacobus Tabernaemontanus* erwähnte beispielsweise schon im 17. Jahrhundert in seinem „Neuw Kreuterbuch" die Anwendung der „Gilbwurzel" bei Gelbsucht.

Durch die vermehrte Aufmerksamkeit, welche die **Phytotherapie**, also die Pflanzenheilkunde bzw. Kräutermedizin in jüngster Zeit erfahren hat, ist auch das Interesse an althergebrachten Heilmitteln wie der Curcumapflanze stark gestiegen. Nachdem die Forschung schon bald das Potenzial des enthaltenen Pflanzenstoffes ***Curcumin*** erkannt hat, wurden in den letzten drei Jahrzehnten einige tausend Studien veröffentlicht, die sich mit der Wirkungsweise und den möglichen Einsatzgebieten von Curcuma beschäftigen. Die vielen gewonnenen, positiven Ergebnisse sind der Grund, warum die gelbe Wurzel heute zu den größten Zukunftshoffnungen für die natürliche Behandlung diverser Erkrankungen zählt.

Curcuma und ihre Inhaltsstoffe

Heilpflanzen oder Teile davon enthalten immer Gemische aus verschiedenen Stoffen. Diese natürliche Vielfalt trägt oft wesentlich zu einer guten Wirksamkeit bei. Allerdings ist meist vor allem eine bestimmte oder es sind nur ganz wenige spezielle chemische Strukturen für den medizinischen Nutzen hauptverantwortlich. Bei der Curcuma heißt dieser Stoff ***Curcumin***. Daneben finden sich die gesundheitlich ebenfalls wichtigen ätherische Öle sowie Pflanzenstärke und einige Dutzend weiterer Inhaltsstoffe (*vgl. Grafik auf S. 12*).

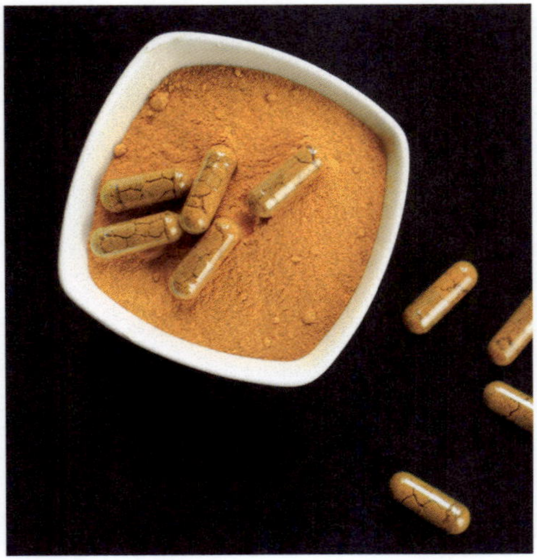

Der in Curcuma enthaltene Pflanzenstoff Curcumin wird für die Behandlung diverser Erkrankungen genutzt

INHALTSSTOFFE VON CURCUMA

Curcumin

Sekundärer Pflanzenstoff, der auch die charakteristische Gelbfärbung hervorruft

Gehalt: 3–8 %

Hauptsächlicher Wirkstoff

Ätherische Öle

Sog. Terpene* wie z. B. Turmeron, Zingiberen oder Cineol

Gehalt: 2–7 %

Wirkstärke schwächer als Curcumin, aber nicht zu vernachlässigen

* Terpene sind oft für den charakteristischen Duft einer Pflanze verantwortlich

Stärke

Von Pflanzen gebildetes Kohlenhydrat

Gehalt: bis zu 60 %

Liefert dem Körper Energie, Nähr- und Ballaststoffe

Weitere Inhaltsstoffe

Z. B. Bitterstoffe, Kaffeesäurederivate etc.

Mögliche medizinische Wirkung bedarf weiterer Forschung

EIN WENIG CURCUMAPULVER IM ESSEN REICHT LEIDER NICHT AUS...

Auf den folgenden Seiten werden die heute bekannten Effekte von Curcuma auf die verschiedenen Organe bzw. Organsysteme genauer beleuchtet. Drei wichtige Dinge, die es auf jeden Fall zu bedenken gilt, seien an dieser Stelle vorausgeschickt:

1. Eine medizinische Wirkung kann grundsätzlich nur dann erzielt werden kann, wenn die wirksame Substanz in der richtigen Form und Dosierung über einen ausreichend langen Zeitraum eingenommen wird. Wer glaubt, er könne allein mit einer intensiveren Nutzung von Curcuma als Gewürz vorhandene gesundheitliche Probleme schnell beheben, sollte seine Erwartungen nicht zu hoch schrauben.

2. Curcumin ist lipophil – d.h. nur in Fetten und Ölen löslich – aber kaum wasserlöslich. Daher kann es über den Darm nur in sehr geringen Mengen aufgenommen werden. Zudem wird es über die Leber rasch wieder ausgeschieden. Forschung und Industrie sind dabei, spezielle Technologien herzustellen, um die Verfügbarkeit für den ganzen Körper deutlich zu verbessern; es gibt auch bereits große Erfolge.

3. Das derzeitige Wissen und die Studienlage zur Heilkraft der Gelbwurzel sind bei weitem noch nicht endgültig. Viele Studien müssen zukünftig durch weitergehende Untersuchungen ergänzt oder mit größeren Probandenzahlen durchgeführt werden, um noch sicherere medizinische Aussagen treffen zu können.

Allgemeine Wirkweise von Curcuma

Ein Wurzelstock mit vielen Wirkungen an unterschiedlichen Orten

Wirkstoffe sind Substanzen, die im Körper eine oder sogar mehrere Reaktionen hervorrufen können. Curcumin und ätherisches Öl als die wichtigsten Wirkstoffe in der Gelbwurzel konnten in vielen Studien eindrucksvoll zeigen, dass sie in der Lage sind, eine ganze Reihe von Stoffwechselvorgängen zu beeinflussen.

Curcumin moduliert und beeinflusst viele chemische Prozesse im Organismus, die an verschiedenen Orten stattfinden. Dies erklärt, warum diese Substanz nicht nur an einem Organ oder einem bestimmten Körperteil seine positiven Effekte entfalten kann. Curcumin wirkt **entzündungshemmend**, indem es die Produktion entzündungsfördernder Botenstoffe (z. B. Prostaglandine) bremst. Als Fänger aggressi-

GUT ZU WISSEN

WARUM SIND ANTIOXIDANTIEN SO WICHTIG?

Freie Radikale sind sauerstoffhaltige, unvollständige Zwischenprodukte unseres Stoffwechsels. Da ihnen in ihrer chemischen Struktur ein Elektron fehlt, benötigen sie schnellstmöglich einen passenden Ersatz. Auf ihrer Suche gehen sie radikal vor und entreißen das Elektron dem nächstbesten vollständigen Molekül – beispielsweise einem aus der die Zelle umhüllenden Membran. Diesen Elektronenraub nennt man Oxidation, ein Zuviel davon oxidativen Stress. Da das bestohlene Molekül nun selbst zum freien Radikal geworden ist, geht es ebenso auf Beutefang. Viele gefährliche Kettenreaktionen nehmen damit ihren Anfang: Zellen können zugrundegehen, da ihre Zellwand nicht mehr intakt ist, Rezeptoren auf der Zelloberfläche können geschädigt werden, durch Schäden an der DNA kann es zur unkontrollierten Zellteilung kommen und vieles weitere mehr. Antioxidantien verhindern diese Kettenreaktionen, indem sie „freiwillig“ eines ihrer übrigen Elektrone abgeben und damit die freien Radikale neutralisieren.

ver Stoffwechselprodukte – sogenannter freier Radikale – besitzt es ausgeprägte **antioxidative Eigenschaften** *(vgl. Kasten „Gut zu wissen")*. Es regt den Gallenfluss an, wodurch üppige, fettreiche Mahlzeiten besser verdaut werden können, und es entkrampft die Muskulatur in Magen und Darm. Experimente bestätigen, dass Curcumin auch eine **antikanzerogene Wirkung** besitzt, also Krebserkrankungen unterstützend vorbeugen kann. Gestützt wird dieses Untersuchungsergebnis durch die Tatsache, dass im „Curcuma-Land" Indien weitaus weniger Menschen an Krebs leiden als beispielsweise in den USA. Weiterhin ist Curcumin hilfreich bei *erhöhten Blutfettwerten*, es verkürzt die Erholungszeit nach einem Muskelkater und es *stärkt das Abwehrsystem*.

Auch die verschiedenen **ätherischen Öle** – allen voran Turmeron und Zingiberen – tragen ihren Teil zur Gesamtwirkung von Curcuma bei. Welche Substanz dabei für welche Effekte verantwortlich ist, bedarf im Detail noch weiterer Klärung. Nachgewiesen wurden eine *Stimulation der Gallensaftbildung* und damit eine verbesserte Verdauung sowie ebenfalls eine *antioxidative* Wirksamkeit. Geschätzt sind die genannten ätherischen Öle auch wegen ihrer *antimikrobiellen* Eigenschaften (*vgl. Tabelle*).

Curcuma-Wirkstoffe und ihre hauptsächliche Wirkweise

Wirkweise	Curcumin	Ätherische Öle (Turmeron, Zingiberen, Cineol etc.)
entzündungshemmend	++	+
antioxidativ	++	+
choleretisch (= den Gallenfluss anregend)	++	++
antikanzerogen (= Tumorerkrankungen vorbeugend)	(+)	(+)
blutfettsenkend (= Cholesterin senkend)	+	
Immunabwehr stimulierend	+	+
antimikrobiell (= gegen Bakterien, Viren und Pilze)		++
blutzuckersenkend	+	+
analgetisch (= schmerzstillend)	+	

++ stark wirksam + wirksam (+) weitergehende Studien erforderlich

Entzündungshemmende Wirkung von Curcuma

Curcuma – im Mittelpunkt des medizinischen Interesses

Das Internet bringt überraschende Zahlen zutage: Die gezielte Suche von Wissenschaftlern nach Studien, in dem das Stichwort „Curcumin" vorkommt, ergab mehr als 18.000 Treffer. Die genauere Auswertung zeigte, dass die meisten dieser Untersuchungen aus Asien und den USA stammen und mehr als die Hälfte höchstens sieben Jahre alt und damit sehr aktuell ist. Die drei vorrangigen Themen bzw. Stichpunkte in den Texten waren Entzündung, oxidativer Stress und Krebserkrankungen. Die Vielzahl der in jüngerer Zeit durchgeführten klinischen Studien bestätigt das riesige Interesse an dieser Pflanze und die Ergebnisse untermauern das breite Wirkspektrum von Curcumin.

Entzündung ist nicht gleich Entzündung

Akute Entzündungsreaktionen, wie etwa nach einer Schnittverletzung, einem Insektenstich oder bei Sonnenbrand, sind ein wichtiger und notwendiger Bestandteil des Heilungsprozesses. Chronische, oft unbemerkt verlaufende Entzündungen hingegen bilden häufig den Ausgangspunkt für Folgeerkrankungen, die durchaus schwerwiegend sein können. Prinzipiell kann jede Körperzelle von einer andauernden Entzündung betroffen sein, im Vordergrund stehen allerdings die Blutgefäße, die Gelenke wie auch der Darm. Beispiele für häufige Erkrankungen mit entzündlicher Beteiligung sind chronische Darmerkrankungen (*Morbus Crohn, Colitis ulcerosa*), Zuckerkrankheit (*Diabetes mellitus*) oder Gelenkentzündungen (*rheumatoide Arthritis*). Ja sogar Krebserkrankungen können auf der Grundlage von chronischen Entzündungen entstehen.

Im Gegensatz zu akuten Entzündungen können chronische Entzündungen sehr wohl mit Änderungen in der Ernährung oder in den Lebensgewohnheiten positiv beeinflusst werden. Genau hier kommt die Curcuma ins Spiel. Es ist heute unbestritten, dass Curcumin entzündungshemmend wirkt, indem es die Bildung entzündungsfördernder Stoffe (sog. *proinflammatorischer Zytokine*) hemmt. Hinzu kommt dessen Fähigkeit, oxidativen Stress in der Zelle zu vermindern; auf diese Weise wird indirekt ebenfalls einer Entzündung entgegengewirkt und gleichzeitig das Immunsystem gestärkt.

Ermutigende Studienergebnisse

Die genannten positiven Eigenschaften und Wirkungen der Curcuma können genutzt werden, um einer Vielzahl von Erkrankungen vorzubeugen (Prophylaxe) oder auch bei bestehenden

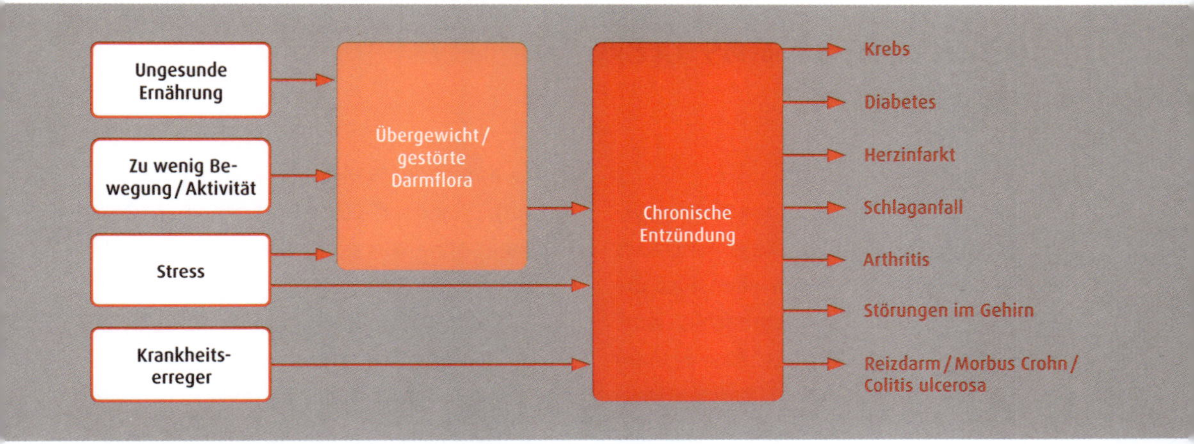

Abb.: Schematische Darstellung wichtiger Ursachen und Folgen einer chronischen Entzündung

Krankheiten die Symptome zu verbessern, die Dauer abzukürzen oder die Schwere des Verlaufs abzumildern. Nachfolgend einige interessante Ergebnisse wissenschaftlicher Untersuchungen aus den letzten Jahren.

- Bei chronischen Erkrankungen wie auch bei Krebserkrankungen verbessert Curcumin die **Lebensqualität** der Betroffenen schon bei einer Anwendungsdauer von weniger als fünf Monaten. Je besser dessen Bioverfügbarkeit, desto ausgeprägter sind die Effekte.
- Die durch eine Chemo- oder Strahlentherapie hervorgerufenen **Nebenwirkungen bei Tumorerkrankungen** – wie Übelkeit und Erbrechen, Durchfall und Verstopfung, leichte Ermüdbarkeit, Schmerzen oder kognitives Leiden – konnten durch die Gabe von Curcuma deutlich verbessert werden.
- Curcumin beeinflusst bestimmte Eiweiße und Enzyme, die mit **Multipler Sklerose** in Verbindung stehen. Durch den Abbau von oxidativem Stress könnte Curcuma in Zukunft als unterstützende Behandlungsform bei Multipler Sklerose eine Rolle spielen.
- Curcuma kann einem möglichen **Eisenmangel** entgegenwirken, indem die bei chronisch-entzündlichen Erkrankungen erhöhte Konzentration des Hormons *Hepcidin* im Blutserum gesenkt wird. *Hepcidin* reguliert den Eisenspiegel: Ist dieser zu niedrig, bremst die Leber die Produktion von *Hepcidin* und die Aufnahme von Eisen im Darm wird gesteigert; ist er zu hoch, ist das Gegenteil der Fall.

Aktuelle Studienergebnisse, die bestimmte Organe wie Gehirn, Gelenke, Herz oder Darm betreffen, folgen auf den kommenden Seiten.

Wirkung auf das Gehirn

Oxidativer Stress – Gift für das Gehirn

Bei Erkrankungen des zentralen Nervensystems (ZNS) besteht immer die Gefahr, dass durch den Verlust von Nervenzellen auch die geistige Leistungsfähigkeit beeinträchtigt wird. Ein nachlassendes Gedächtnis, eine verminderte Konzentrationsfähigkeit, Aufmerksamkeitsstörungen, ein Gefühl von Benommenheit oder ein reduzierter Orientierungssinn können erste Anzeichen dafür sein. Neben den normalen Alterungsprozessen sind Stressfaktoren an der Krankheitsentstehung ursächlich beteiligt. Zu diesen Stressfaktoren zählt auch **oxidativer Stress**, für den das Gehirn aufgrund einer Vielzahl komplexer und miteinander vernetzter Ursachen ganz besonders anfällig ist. Modifiziertes und dadurch nicht nur im Darm, sondern im ganzen Körper verfügbares Curcumin aktiviert die körpereigenen antioxidativen Schutzsysteme auch im ZNS und kann so in höheren Dosen beginnende Erkrankungen im Gehirn positiv beeinflussen.

- Immer mehr Anhaltspunkte weisen darauf hin, dass oxidativer Stress zur Entstehung von **Angsterkrankungen** und Panikattacken beiträgt. Dies belegt auch eine Studie, in der Patienten mit Angststörungen einen Monat lang entweder modifiziertes Curcumin (= in eine wasserlösliche Matrix eingebettet), „Standard"-Curcumin oder ein Medikament ohne Wirkstoff (*Placebo*) verabreicht wurde. Bei den Personen, die modifiziertes Curcumin erhielten, konnte im Vergleich zu den anderen eine signifikant geringere Angst, weniger Müdigkeit und Erschöpfung (*Fatigue*) wie auch eine bessere Lebensqualität festgestellt werden.
- Im Gehirn gibt es ein Eiweiß mit dem Namen **BDNF** (*Brain-derived neurotropic factor*) – oft als Wachstumsfaktor im Gehirn oder „Hirnbooster" bezeichnet, da es dort die Bildung von Nervenzellen anregt. Ein hoher Spiegel bedeutet mentale Power und gutes Gedächtnis, zu wenig davon führt zu Lernschwierigkeiten, zu gestörter Informationsverarbeitung und evtl. zu Verhaltensstörungen. Eine Meta-Analyse aus vier wissenschaftlichen Studien hat gezeigt, dass die tägliche Einnahme größerer Mengen von Curcumin (bis zu 1.820 mg) über zwei bis drei Monate zu einer deutlichen Erhöhung dieses Wachstumsfaktors geführt hat.
- Effekte von Curcumin bei **Alzheimer-Demenz** werden aufgrund widersprüchlicher Studienergebnisse derzeit kontrovers diskutiert. Weitere groß angelegte Untersuchungen sind erforderlich.

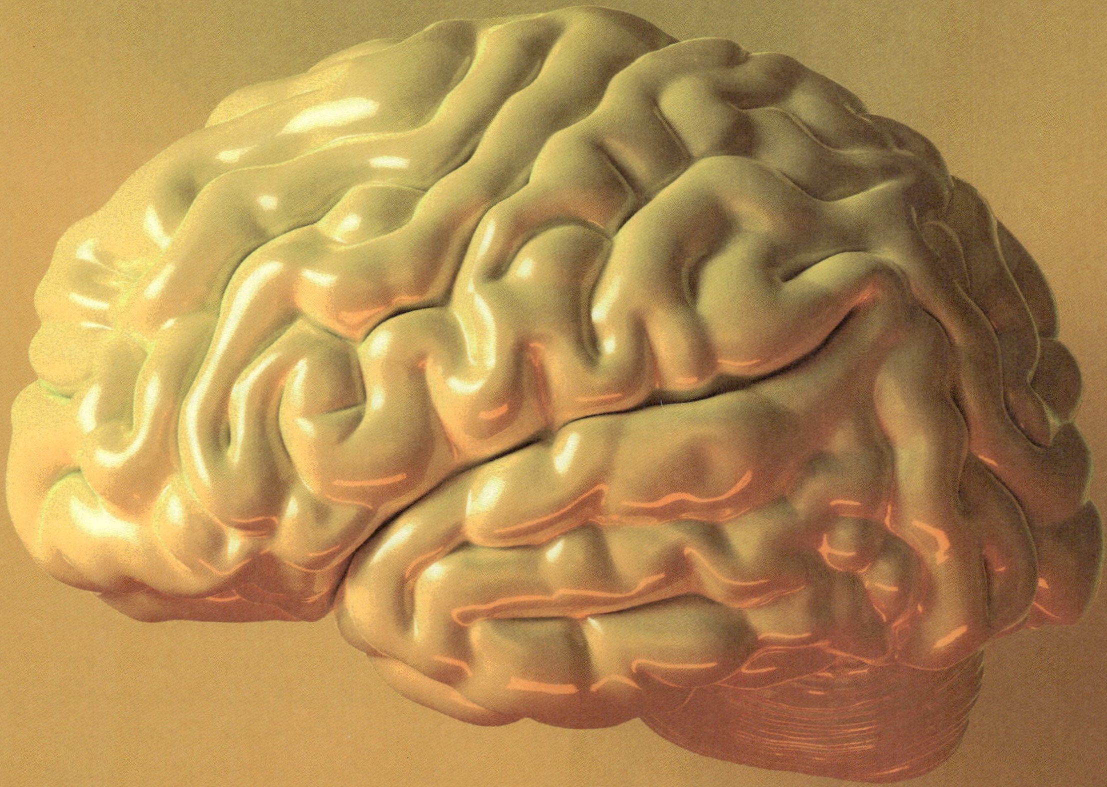

Wirkung auf Herz, Kreislauf und Gefäße

Das Herz ist für jede Unterstützung dankbar

Die Leistung, die das Herz vollbringen muss, ist gigantisch: Im Laufe eines Lebens schlägt es durchschnittlich mehr als 2.500.000.000 Mal (in Worten: zweieinhalb Milliarden). Dies bedeutet: etwa achtzig Jahre lang ohne eine einzige Pause. Eine derartige Lebensleistung ist nur möglich, wenn das Blut im wahrsten Sinne des Wortes möglichst **reibungslos** fließen kann. Voraussetzungen dafür sind, dass Blutdruck und Blutfettwerte sich im Normbereich bewegen und dass die *Endothelzellen*, welche die Blutgefäße innen auskleiden, nicht durch Entzündungen oder Stoffwechselerkrankungen geschädigt werden. Auch hier kann Curcumin wertvolle Dienste leisten.

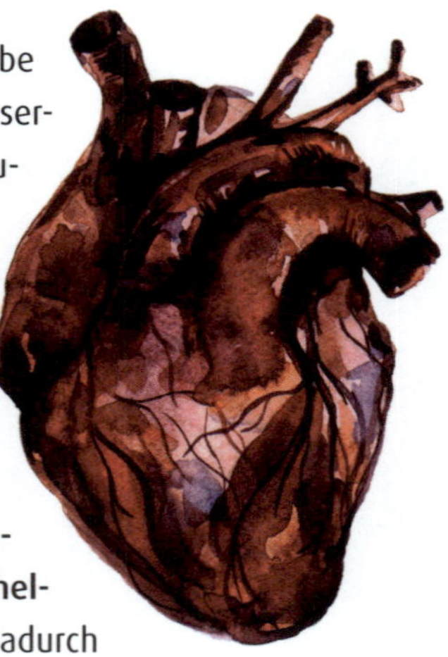

- Die tägliche Gabe von 200 mg wasserlöslichem Curcumin-Extrakt über acht Wochen führte bei gesunden Probanden zu einer bedeutenden **Verbesserung der Endothelfunktion** und dadurch zu einer Verringerung des Risikos für Herz-Kreislauf-Erkrankungen und Arteriosklerose. Bei einer Dosierung von nur 50 mg war der positive Einfluss deutlich geringer ausgeprägt. Die Einnahme war mit keinerlei Nebenwirkungen verbunden.
- Bei Frauen am Ende ihrer **Wechseljahre** waren die positiven Effekte von Curcumin auf die Gefäßwände vergleichbar mit denen, die durch regelmäßigen Sport bzw. durch körperliche Aktivitäten erzielt werden.
- Eine Analyse mehrerer Studien kam zu dem Schluss, dass durch Curcumin der Wert des **C-reaktiven Proteins** (*CRP*) gesenkt werden kann. CRP ist der wichtigste Blut-Laborwert, um eine Entzündung im Körper festzustellen sowie dessen Verlauf zu beurteilen. Bei erhöhtem Wert steigt auch das Risiko für Herz- oder Gefäßkrankheiten.
- Bei **Diabetikern** sorgte eine ergänzende Versorgung mit Curcumin für das Absenken des Nüchternblutzuckers und des HbA1c-Werts bereits nach drei Monaten. Der HbA1c spiegelt den durchschnittlichen Blutzuckerspiegel der letzten zwei bis drei Monate wider und sollte unter 6,5 % liegen. Ein Rückgang der Insulinresistenz (bei einer solchen reagieren die Körperzellen nicht mehr ausreichend auf Insulin) war nach sechs Monaten feststellbar.

- Durch die **Senkung von Blutfetten** wie LDL-Cholesterin oder Triglyzeriden, die bei zu hohen Werten eine Gefäßverkalkung nach sich ziehen können, kann Curcumin eine natürliche, herzschützende Wirkung entfalten.
- Am Rande erwähnt: Laut japanischen Forschern unterstützt Curcumin die Muskelerholung und **verringert so Muskelkater** nach intensiven Trainingseinheiten.

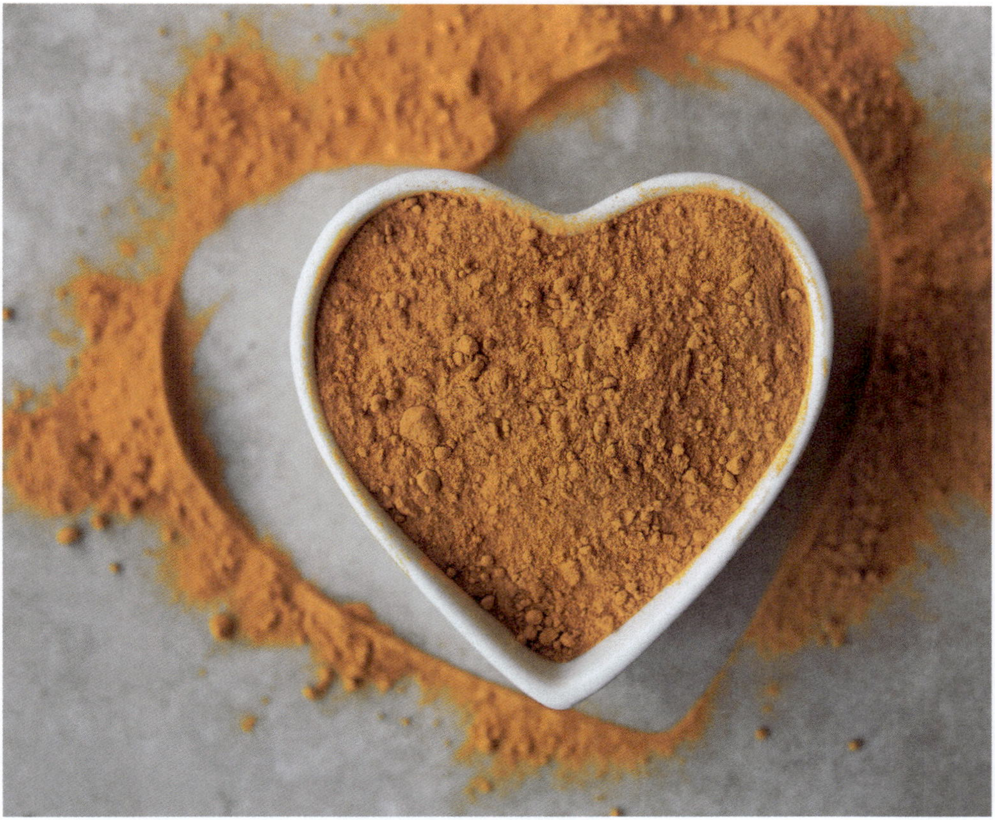

Da freut sich das Herz – Curcumin zeigt nachweislich eine herz- und kreislaufstärkende Wirkung

Wirkung auf den Bewegungsapparat

Schmerzfrei bewegliche Gelenke – ein sehnlicher Wunsch von vielen

Mit fortschreitendem Alter leiden immer mehr Menschen an Gelenksteifigkeit und Gelenkschmerzen. Die Ursache ist meist eine Arthrose oder auch eine Arthritis. Beide Erkrankungen werden aufgrund der ähnlichen Beschwerden oft verwechselt. Die Ursachen sind jedoch grundverschieden. Bei der **Arthrose** verschleißen die Gelenke altersbedingt oder aufgrund jahrelanger Überbeanspruchung. Der Knorpel scheuert sich an den Gelenken immer mehr ab, besonders an denen, die durch das Körpergewicht stark belastet sind – zum Beispiel am Knie oder der Hüfte. Wenn zuletzt Knochen an Knochen reibt, ist dies – ganz besonders bei Bewegung – äußerst schmerzhaft und Knochen wie auch umliegendes Stützgewebe reagieren mit den typischen ausgleichenden Verdickungen. Eine **Arthritis** ist eine Gelenkentzündung, die nicht selten durch Autoimmunerkrankungen wie Rheuma oder auch Schuppenflechte (*Psoriasis*) ausgelöst wird. Aber auch Infektionen durch Bakterien oder Viren sowie Stoffwechselerkrankungen wie die Gicht kommen als Ursachen in Frage. Das oder die betroffene(n) Gelenk(e) sind bei einer Arthritis meist geschwollen, gerötet und überwärmt, und typischerweise auch im Ruhezustand schmerzhaft.

Arthrose bekämpfen – Helfer dringend gesucht

Die Behandlung der **Arthrose** ist keine einfache Aufgabe: Betroffene Gelenke müssen bewegt und dürfen auf keinen Fall geschont werden, da nur dann die nötigen Nährstoffe in den Knorpel gelangen – nicht jeder Patient ist begeistert, wenn er dies von seinem Arzt zu hören bekommt. Kortison-Spritzen bringen nur kurzfristige Linderung, da sie auf Dauer den Knorpel schädigen. Schmerztabletten oder -salben sind anfangs in der Regel unverzichtbar, langfristig jedoch gefährlich. So bleiben als Behandlungsmöglichkeiten neben einer gelenknahen Physio- oder Ergotherapie vor allem die ausreichende Zufuhr von Vitaminen und Nährstoffen, um Knochen, Knorpel und Bindegewebe soweit wie irgend möglich bei Regeneration und Wiederaufbau zu unterstützen.

Zum jetzigen Zeitpunkt wäre es jedoch nicht richtig oder zumindest sehr voreilig zu behaupten, mit Curcumin alleine könne man die Symptome einer Arthrose oder rheumatoiden Arthritis ausreichend bekämpfen; dazu sind die vorliegenden Erkenntnisse aus den Studien noch zu „dünn". Aber sie sind so ermutigend und damit aussagekräftig genug, um daraus schlussfolgern zu können, dass ein umfassendes,

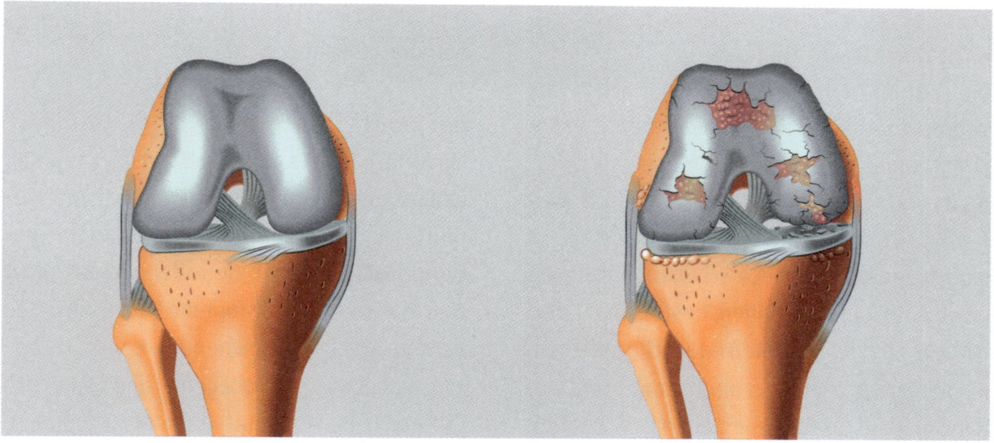

Ein gesundes Kniegelenk im Vergleich zu einem arthrotischen mit deutlich geschädigtem Knorpel und typischen Verdickungen

ganzheitliches Behandlungskonzept durch den begleitenden Einsatz von Curcumin hervorragend ergänzt werden kann.

- Patienten mit **rheumatoider Arthritis** erhielten zwei Monate lang entweder Curcumin oder das nicht-steroidale Antirheumatikum und Schmerzmittel Diclofenac oder aber beides gleichzeitig. In allen drei Gruppen kam es zu einer Besserung der Erkrankung, überraschenderweise waren die Erfolge in der Curcumin-Gruppe am deutlichsten ausgeprägt. Mit 45 Personen war die Anzahl der Probanden jedoch relativ gering.
- Mehrere hundert Patienten mit **Knie-Arthrose** wurden vier Wochen lang entweder mit Curcuma-Extrakt oder mit dem Schmerzmittel Ibuprofen behandelt. In beiden Therapieformen traten nach zwei wie auch nach vier Wochen vergleichbare Besserungen ein. In Sachen **Gelenksteifigkeit** war Curcuma sogar leicht überlegen. Die bekannten und gefürchteten Nebenwirkungen im Bereich von Magen und Darm waren in der Curcuma-Gruppe weniger häufig zu beobachten.
- Eine ganze Reihe weiterer Studien bescheinigt Curcumin ein **schmerzlinderndes Potential**, das mit Dosis und Anwendungsdauer zunimmt, jedoch auch unabhängig davon grundsätzlich vorhanden ist.

Wirkung auf das Verdauungssystem

Tausendsassa Darm – durchlässig und nicht durchlässig zugleich

Die **Darmbarriere** stellt den Schutzschild des Körpers zwischen außen und innen dar. Sie ‚entscheidet', was für den Organismus günstig ist und was nicht und lässt Nährstoffe passieren, Giftstoffe oder Eindringlinge hält sie jedoch zurück. Um diese schwierige Aufgabe bewerkstelligen zu können, besteht die Darmbarriere aus vier Schichten oder Schutzebenen, die bestens aufeinander abgestimmt sind und Hand in Hand zusammenarbeiten (*vgl. Kasten*).

Schädigungen an dieser Darmbarriere werden von Medizinern als **Leaky Gut** (wörtlich übersetzt „undichter Darm") bezeichnet. Darunter versteht man eine Störung der Durchlässigkeit, die sich an allen Orten der Darmbarriere manifestieren kann. Ernährungsfehler, Stress, Suchtmittel (z. B. Alkohol), Medikamente, genetische Faktoren, Umwelteinflüsse oder Unverträglichkeiten üben Einfluss auf die Darmbarriere aus und können ein Leaky-Gut-Syndrom verursachen. Häufig als erstes geschädigt wird die **Darmflora** (auch als *Mikrobiom* bezeichnet). Wichtige Therapiestandbeine bei Erkrankungen des Darms sind daher der unterstützte Wiederaufbau des Mikrobioms (z. B. durch Pro- und Präbiotika) sowie der Einsatz von Supplementen, die die Funktion von Darmflora und Darmbarriere günstig beeinflussen.

Der Darm – „Heimspielplatz" für Curcuma

Ein sehr häufiges Beschwerdebild, das unter anderem von einer gestörten Darmflora herrührt, ist der Reizdarm, meist **Reizdarmsyndrom (RDS)** genannt. Betroffene leiden unter Durchfällen oder Verstopfung (oder auch beidem im Wechsel), stechenden Bauchschmerzen, Blähungen und Völlegefühl und fühlen sich in ihrer Lebensqualität stark eingeschränkt. Bleibt die Darmabwehr länger lückenhaft, können auch gefährliche **chronische Entzündungen** (z. B. Morbus Crohn oder Colitis ulcerosa) oder gar Darmkrebs entstehen.

Da die Gelbwurzel nur wenig wasserlöslich ist, wirkt sie am intensivsten dort, wo sie in direkten Kontakt treten kann – und das ist der Darm. Es verwundert daher nicht, dass man schon in der Antike beobachtet und schnell gelernt hat, dass mit Curcuma bei Verdauungsbeschwerden gute Erfolge zu erzielen sind. Moderne Studien konnten dies bestätigen und haben den wissenschaftlichen Nachweis erbracht, dass die aktiven Inhaltsstoffe der Curcuma bei zahlreichen, auch schwerwiegenderen Darmerkrankungen signifikante Verbesserungen bewirken können.

SCHUTZSCHILD DARMBARRIERE

Mikrobielle Barriere:

Die **Darmflora** mit vielen Milliarden von Kleinstlebewesen bildet die erste Verteidigungslinie. Ist sie im Gleichgewicht – also die Arten in einem ausgewogenen Verhältnis – werden unerwünschte, fremde Keime verdrängt. Gefahr für das Mikrobiom droht bei einseitiger Ernährung, Stress, Bewegungsmangel oder ganz besonders bei übermäßigem Gebrauch von Antibiotika.

Physikalische Barriere:

Erreger und Schadstoffe, die an der ersten Verteidigungslinie vorbeikommen, treffen auf die **Schleimschicht der Darmschleimhaut**. Dort bleiben sie im zähen Schleim stecken oder werden von Enzymen und Abwehrzellen zersetzt.

Mechanische Barriere:

Durch ihre dichte Verzahnung bilden gesunde **Zellen der Darmschleimhaut** als dritte Schutzebene eine nahezu undurchdringliche Barriere. Nur Wasser oder winzige Nährstoffe dringen hier ungehindert hindurch. Für größere Nährstoffe existieren aktive Transportmechanismen oder die sonst dichten Zellzwischenräume werden durch ein biochemisches Erkennungssignal kontrolliert für sie geöffnet.

Immunologische Barriere:

Als vierte und letzte Schutzschicht fungiert das **darmeigene Immunsystem**. Es ‚entsorgt' all das, was es durch die anderen Ebenen geschafft hat und merkt sich dabei jede Art von Eindringling (*immunologisches Gedächtnis*). ‚Wiederholungstäter' werden dann noch rigoroser bestraft.

- In der **HPMC-Monographie** – also der Zusammenfassung des aktuellen Wissens – führt die Europäische Arzneimittelbehörde (und damit die höchste Ebene) für den Curcuma-Wurzelstock folgende Anwendungsgebiete auf: Symptomlinderung bei Verdauungsstörungen wie Völlegefühl, Flatulenz (Darmwind) und langsame Verdauung.
- Curcumin verbesserte bei fast 200 **Reizdarm-Patienten**, die über acht Wochen 72 mg oder 144 mg Curcumin täglich erhielten, sowohl die Symptome als auch deren Lebensqualität – und zwar in beiden Gruppen. Dies zeigt, dass im Darmbereich bereits geringere Mengen wirksam sind.
- Patienten mit **Colitis ulcerosa** erhielten zwei Monate lang entweder 140 mg Curcumin plus den entzündungshemmenden Arzneistoff 5-Aminosalicylsäure (5-ASA) oder Placebo und 5-ASA. Der Behandlungserfolg war in der Curcumin-Gruppe fast doppelt so hoch, mehr als 70 % waren zum Studienende beschwerdefrei.
- Aufgrund seiner positiven Ergebnisse in der Remissionsinduktion und -erhaltung (= dauerhaftes Nachlassen von Krankheitssymptomen) wurde Curcumin als Begleittherapie in die **aktuelle Behandlungsleitlinie** zur Colitis ulcerosa 2020 aufgenommen.
- Mehrere Studien berichten von Erfolgen bei Patienten mit **Dickdarmpolypen** (adenomatöse Polyposis) durch die Gabe von Curcumin und Quercetin (= gelber Naturfarbstoff, der in vielen Pflanzen vorkommt, z. B. im Apfel oder in der Zwiebel). Anzahl wie auch Größe der zunächst gutartigen Wucherungen gingen zurück.

Curcuma hat sich in den Studien fast ausnahmslos als sehr gut verträglich erwiesen. Auch Wechselwirkungen mit anderen Mitteln sind nicht bekannt. Lediglich bei **Gallensteinleiden oder bei Verschluss der Gallenwege darf Curcuma nicht angewendet werden**. Betroffene sollten ihren Arzt konsultieren, wenn sie beabsichtigen, Curcuma zur Verbesserung ihres Gesundheitszustandes einzusetzen.

Durch eine **Verbesserung der Löslichkeit** von Curcuma gelangt mehr Curcumin in den Blutkreislauf, das dann seine positiven Effekte auch außerhalb des Darms im ganzen Körper entfalten kann. Details zu dieser spannenden und **hoch innovativen Technologie** folgen auf den kommenden Seiten.

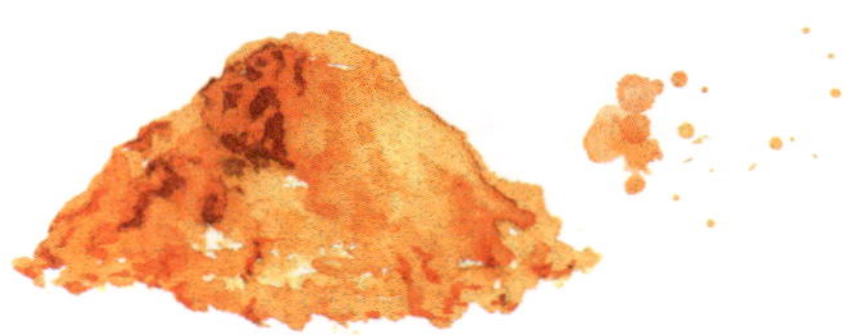

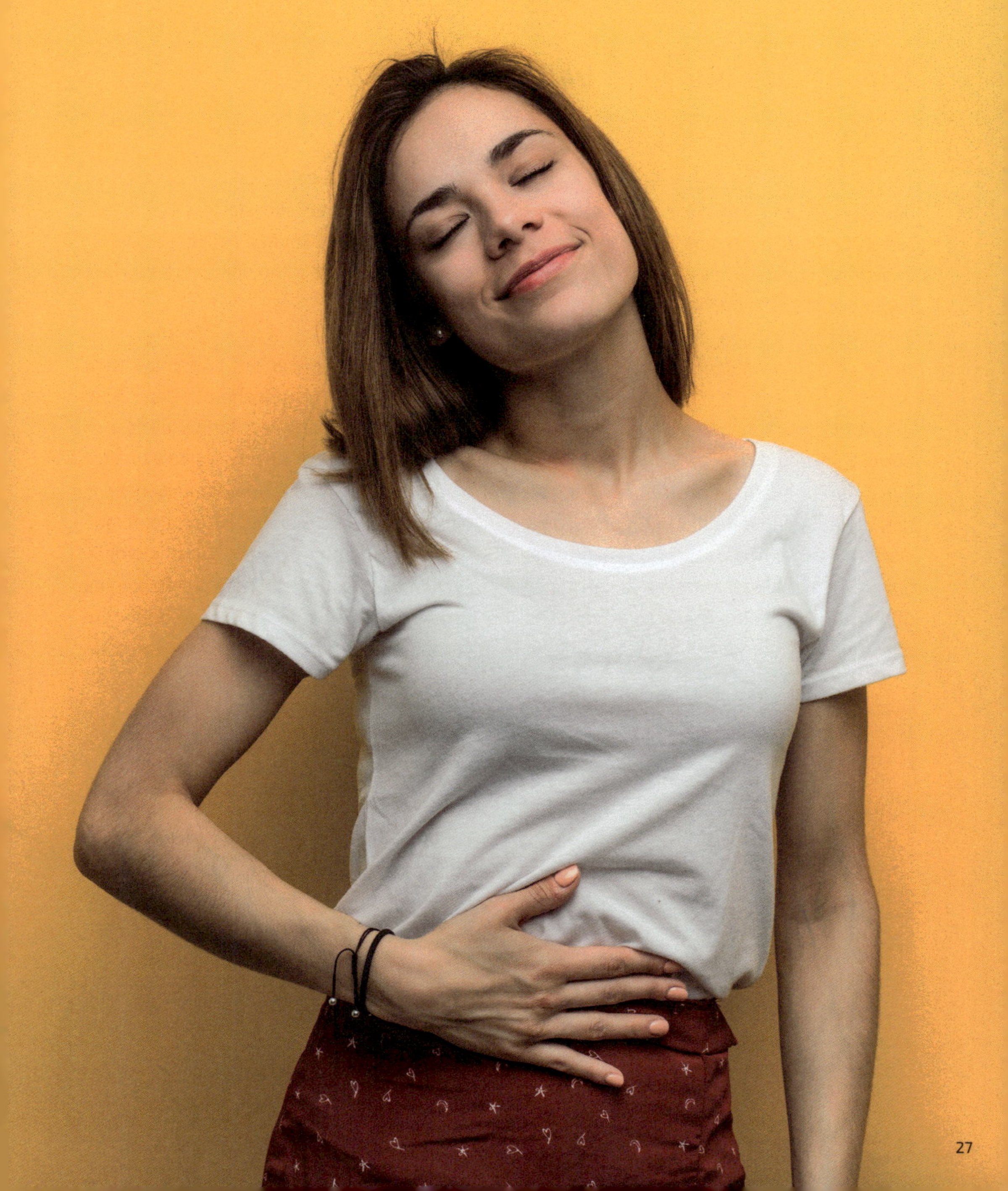

Bioverfügbarkeit von Curcuma

Das Problem mit der Löslichkeit

Die vielen bisherigen Studienergebnisse zu Curcuma sind sehr ermutigend und lassen auf ein großes, gesundheitliches Potenzial schließen. Damit die Inhaltsstoffe ihre medizinische Wirkung entfalten können, müssen sie allerdings zuerst vom Körper aufgenommen werden.

Die Aufnahme von Nährstoffen erfolgt im Darm. Wasser und kleinste Nährstoffe können durch die Darmschleimhautzellen diffundieren, also „hindurchwandern". Größere Nährstoffe nutzen aktive Transportmechanismen, um die Darmschleimhautzellen kurzfristig zu öffnen. Durch die Zellzwischenräume gelangen die Stoffe vom Darminneren in das darunterliegende Bindegewebe. Von dort aus werden sie in den Blutkreislauf oder das Lymphsystem überführt und können an ihren tatsächlichen Bestimmungsort im Körper transportiert werden.

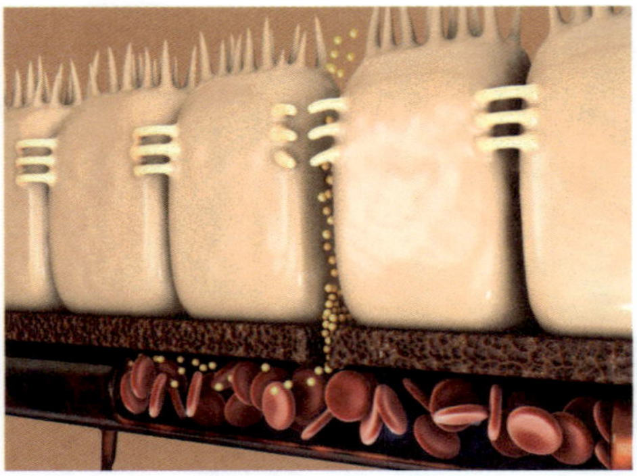

Durch die Zellzwischenräume können Nährstoffe aus dem Darm über das Bindegewebe in den Brutkreislauf transportiert werden.

Der lipophile Charakter des Curcumins steht einer ausreichenden Aufnahme in den Körper entgegen. Durch seine Fettlöslichkeit löst es sich im wässrigen Milieu unseres Verdauungstraktes so gut wie kaum auf. Ganz im Gegenteil: Die Curcumin-Moleküle bilden Konglomerate, sie verklumpen miteinander. Diese Klumpen können vom Darm nicht mehr aufgenommen werden. Aus nativem, also unverändertem Curcumin oder herkömmlichen Curcumin-Extrakten gelangt daher nur ein Bruchteil der verabreichten Menge in den Blutkreislauf. Im Fachjargon spricht man von einer schlechten Bioverfügbarkeit. In Studien, welche mit nativem Curcumin durchgeführt wurden, musste daher auf sehr hohe Dosierungen zurückgegriffen werden. Diese lagen nicht selten im Grammbereich, der notwendig war, um einen messbaren Effekt auszulösen. In zahlreichen Untersuchungen wurden stattdessen speziell aufbereitete Curcuma-Formulierungen verwendet, die vom Körper wesentlich besser aufgenommen werden können.

So kommen mehr Wirkstoffe im gesamten Körper an

Um die Bioverfügbarkeit von Curcumin zu verbessern, werden Hilfsstoffe oder unterschiedliche Technologien genutzt, die dessen Aufnahme in den Körper erhöhen. In den meisten Fällen wird prinzipiell das Verklumpen des Curcumins verhindert, sodass die einzelnen Moleküle besser über die Darmschleimhaut in den Organismus gelangen.

Neben der reinen Aufnahme ist ebenfalls die Dauer, in der Curcumin dem Körper zur Verfügung steht, von größter Wichtigkeit. Denn Curcumin wird vom Organismus normalerweise schnell verstoffwechselt. Das heißt, auch wenn man es geschafft hat, Curcumin in relevanter Menge in den Blutkreislauf zu transferieren, wird es schnell „weiterverarbeitet" und über die Leber wieder dem Darm zur Ausscheidung zugeführt.

Viele Extrakte haben die erste Hürde der Bioverfügbarkeit überwunden und erzielen eine weitaus höhere Curcumin-Resorption als unter herkömmlichen Bedingungen. Leider zeigen die Studienergebnisse aber oft einen schnellen Rückgang des Niveaus im Blut. Doch es gibt mittlerweile auch Möglichkeiten, den Curcumin-Level über mehrere Stunden konstant zu halten.

Bisher existiert kein anerkannter Standard, der das Studiendesign für die Untersuchung der Curcumin-Aufnahme bei Extrakten definiert. Daher lassen sich die unterschiedlichen Extrakttechnologien und die Ergebnisse zu Bioverfügbarkeit nur bedingt miteinander vergleichen. Eine Übersicht mit den heute gängigsten Methoden und Extrakten folgt auf den kommenden Seiten.

„Es gibt mittlerweile auch Möglichkeiten, den Curcumin-Level über mehrere Stunden konstant zu halten."

Vergleich von Verfahren zur Optimierung der Bio

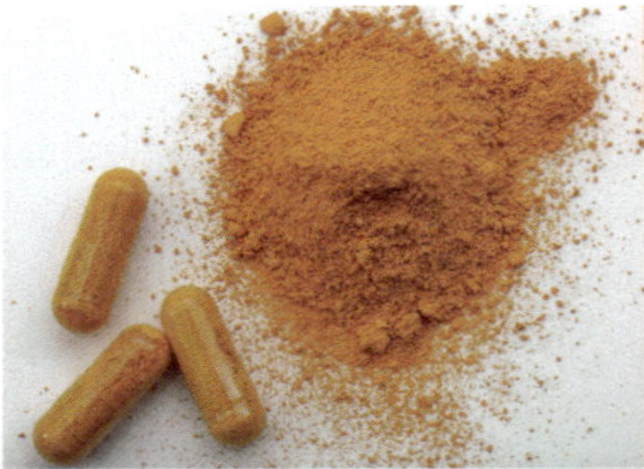

	Standard-Extrakt	Piperin
Extrakt- Technologie	Keine besondere Aufbereitung zur Verbesserung der Bioverfügbarkeit. Curcumin wird naturgemäß nur zu einem sehr geringen Anteil aufgenommen.	Curcumin wird mit Piperin kombiniert. Piperin hemmt den Abbauprozess von Stoffen über Leber und Niere. Dadurch wird die Verweilzeit für die Aufnahme erhöht.
Erhöhung der Curcumin-Aufnahme	–	Ca. 20-mal höher
Dauer der Curcumin-Verfügbarkeit	Sehr kurze Dauer Curcumin wird naturgemäß sehr schnell wieder ausgeschieden.	Sehr kurze Dauer Verfügbarkeit von Curcumin nur über ca. 45 Minuten.
Nachteile	Schlechte Bioverfügbarkeit Die Aufnahme von mehreren Gramm täglich ist notwendig, um positive Effekte zu erzielen.	Durch die Hemmung des Abbauprozesses in Leber und Nieren können auch andere, ggf. unerwünschte Stoffe vermehrt aufgenommen werden. Die Wirkung von Arzneimitteln kann beeinflusst werden.

rfügbarkeit

Cyclodextrine	Mizellen	Matrix
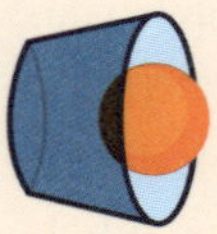	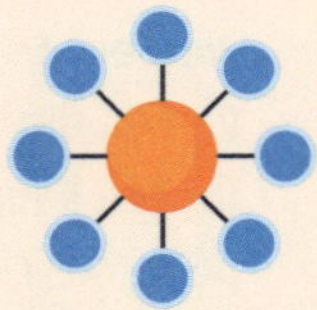	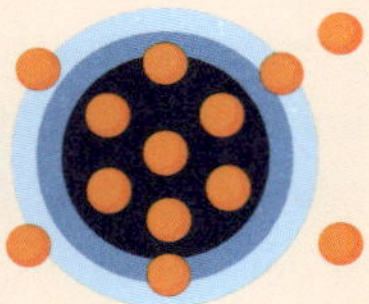
Curcumin-Moleküle werden von wasserlöslicher Hülle umschlossen. Die einzeln umhüllten Moleküle werden alle zur gleichen Zeit im Darm freigesetzt und aufgenommen.	Curcumin-Moleküle werden von wasserlöslicher Hülle umschlossen. Die einzeln umhüllten Moleküle werden alle zur gleichen Zeit im Darm freigesetzt und aufgenommen.	Curcumin-Moleküle werden feinverteilt in eine wasserlösliche Matrix eingebettet. Die Moleküle können kontinuierlich an den Darm abgegeben und aufgenommen werden.
Ca. 40-mal höher	17,5- bis zu 185-mal höher, je nach Studiendesign	136-mal höher
Kurze Dauer Hoher Anfangswert, Verfügbarkeit fällt nach kurzer Zeit stark ab.	Kurze Dauer Hoher Anfangswert, Verfügbarkeit fällt nach kurzer Zeit stark ab.	Lange Dauer Verfügbarkeit über langen Zeitraum (mind. 12 Stunden) auf konstant hohem Level.
Bioverfügbarkeit im Vergleich zu anderen modernen Technologien eher gering. Curcumin Konzentration im Blut fällt nach kurzer Zeit stark ab.	Für Technologie sind chemische Emulgatoren, z. B. Polysorbate, notwendig. Polysorbate können Überempfindlichkeitsreaktionen und Magen-Darm-Beschwerden auslösen. In Studien wurde häufig Übelkeit als Nebenwirkung berichtet.	Keine Nachteile

Fazit: Extraktqualität und Bioverfügbarkeit

Standard-Extrakt

Curcuma-Pulver enthalten normalerweise alle pflanzlichen Bestandteile zu unterschiedlichen Anteilen. Spezial-Extrakte können aber auch auf bestimmte Inhaltsstoffe, z. B. auf Curcumin, standardisiert sein. Das bedeutet, dass der Anteil der standardisierten Inhaltsstoffe immer das gleiche Verhältnis aufweist. Die Bioverfügbarkeit ist bei diesen Formulierungen allerdings nicht durch eine spezielle Aufbereitung optimiert. Daher ist die Curcumin-Aufnahme sehr gering und hohe Dosierungen sind notwendig, um einen entsprechenden Effekt zu ermöglichen. Da Curcumin schnell verstoffwechselt wird, ist die Verfügbarkeit nur von sehr kurzer Dauer.

Piperin

Curcuma mit Piperin zu kombinieren ist eine einfache Möglichkeit, um die Bioverfügbarkeit von Curcumin zu verbessern. Piperin ist das Hauptalkaloid des schwarzen Pfeffers und für seinen scharfen Geschmack verantwortlich. Teils liest man, dass dadurch die Bioverfügbarkeit um 2.000 % gesteigert werden kann. Doch die Angabe in Prozent bedeutet anders ausgedrückt lediglich eine 20-mal bessere Curcumin-Aufnahme. Piperin hemmt die Abbauprozesse von Stoffen in Leber und Niere. Dadurch wird die Verweilzeit für die Aufnahme erhöht. Das kann dazu führen, dass unerwünschte Stoffe ebenfalls vermehrt vom Köper aufgenommen werden. Es gibt auch Hinweise darauf, dass Piperin die Wirkung von Arzneimitteln beeinflussen kann. Zudem wird vermutet, dass Piperin die Durchlässigkeit des Darms erhöht. Personen mit sensibler Darmschleimhaut sollten dies beachten. Die Verfügbarkeit von Curcumin ist von sehr kurzer Dauer und beträgt nur ca. 45 Minuten.

Cyclodextrine

Bei dieser Extraktvariante werden die Curcumin-Moleküle teilweise von einem wasserlöslichen Cyclodextrin-Mantel (= verknüpfte Glukose-Moleküle) umschlossen. Die einzeln verpackten Moleküle werden an die Darmschleimhaut übergeben und die Curcumin-Aufnahme kann um ca. das 40-fache verbessert werden. Allerdings kommen alle Moleküle ungefähr zur gleichen Zeit an der Darmwand an. Das lässt den Curcumin-Gehalt im Blut zwar schnell ansteigen, aber die Werte fallen auch rasch wieder stark ab.

Mizellen

Ähnlich den Cyclodextrin-Extrakten, sind bei der Mizellen-Technologie die Curcumin-Moleküle ebenfalls einzeln von einer wasserlöslichen Hülle umschlossen. Die Hülle besteht in diesem Fall aus chemischen Polysorbaten, sogenannten Emulgatoren. Auch hier werden die einzelnen Moleküle relativ zeitgleich an die Darmschleimhaut übergeben und aufgenommen. Je nach Studiendesign und verwendeter Dosierung werden Curcumin-Aufnahmen erzielt, die zwischen dem 17,5- und 185-fachen im Vergleich zu einem herkömmlichen Extrakt liegen.

Hinsichtlich der Verfügbarkeit des Curcumins mit der Mizellen Technologie über die Zeit ist davon auszugehen, dass wie bei Cyclodextrin-Extrakten der Curcumin-Spiegel im Blut schnell wieder sinkt. Polysorbate können Überempfindlichkeitsreaktionen und Magen-Darm-Beschwerden auslösen. In Studien wurde häufig Übelkeit als Nebenwirkung berichtet.

Matrix

Bei dieser Extrakttechnologie werden die Curcumin-Moleküle nicht einzeln umhüllt, sondern in eine wasserlösliche Matrix eingearbeitet. Dadurch bildet sich eine Art Extrakt-Komplex. Im Darm werden die Moleküle kontinuierlich aus der sich auflösenden Extraktmatrix an die Darmwand abgeben. Die Curcumin-Aufnahme kann um ca. das 136-fache verbessert werden. Neben der sehr hohen Bioverfügbarkeit zeigt sich bei dieser Technologie, dass der Curcumin-Level im Blut über 12 Stunden auf einem konstant hohen Niveau bleibt. Dies ist vermutlich darauf zurückzuführen, dass die Moleküle nach und nach aus der Matrix herausgelöst werden und nicht wie bei den einzeln verpackten Extraktvarianten bereits zu Beginn des Verdauungsprozesses „geballt" am Darm ankommen.

FAZIT

Mittlerweile gibt es eine Vielzahl an Möglichkeiten, die Bioverfügbarkeit der Curcuma-Inhaltsstoffe zu verbessern. Die Ergebnisse gehen teils deutlich auseinander. Wer neben einer hohen Aufnahme seinem Körper auch möglichst lange Curcumin zur Verfügung stellen möchte, ist mit einem Curcuma-Extrakt-Komplex aus einer wasserlöslichen Matrix am besten beraten.

FAQs zur Anwendung von Curcuma

Reicht die Verwendung von Curcuma in der Küche aus, um eine medizinische Wirkung zu erzielen?

Leider nein, aus mehreren Gründen. Zum einen sollte Curcuma zum Würzen oder Färben von Speisen nur sparsam verwendet werden, da ein Zuviel schnell eine unangenehme Bitternote hervorruft. Wesentlich ausschlaggebender ist jedoch, dass der hauptsächliche Wirkstoff Curcumin kaum wasserlöslich ist und somit nur in geringem Maß über den Darm aufgenommen werden kann. Aus Speisen und Getränken wird einfach zu wenig herausgelöst. Ein weiterer Grund ist, dass Curcumin sehr rasch über die Leber wieder ausgeschieden wird. Allgemein lässt sich sagen, dass nachweisbare gesundheitliche Effekte immer nur dann erzielt werden können, wenn die wirksame Substanz in der richtigen Form und der richtigen Dosierung über einen ausreichend langen Zeitraum eingenommen wird.

Wie kann das gesundheitliche Potenzial der Gelbwurzel am besten genutzt werden?

Man weiß heute, dass die entzündungshemmenden und antioxidativen Effekte von Curcumin bei verschiedensten Erkrankungen äußerst hilfreich sein können. Entscheidend für die erreichbare Effektstärke ist immer die Aufnahme des Wirkstoffs. Es muss genügend davon an den betreffenden Organen ankommen und lange genug dort verweilen. Bei der Auswahl eines Curcuma-Präparats ist daher darauf zu achten, dass der Extrakt im Hinblick auf eine optimale Bioverfügbarkeit hergestellt wurde.

Bei welchen Beschwerden ist die Einnahme von Curcuma ratsam?

In der asiatischen Heiltradition ist Curcuma seit jeher in der Behandlung von Verdauungsstörungen und Lebererkrankungen fest verankert. Eine Reihe von Studien hat dessen Wirksamkeit in diesen Indikationen auch bestätigt. Durch mittels technischer Verfahren verbessert aufnahmefähig gemachtes Curcumin konnten die Einsatzmöglichkeiten in jüngster Zeit drastisch erweitert werden: Im Vordergrund stehen das Herz-Kreislauf-Gefäß-System, Erkrankungen des Gehirns, Arthritis / Arthrose sowie Krebserkrankungen.

Welche Technologie zur Verbesserung der Bioverfügbarkeit ist am vorteilhaftesten?

Angewandt werden derzeit fünf verschiedene Verfahren. Diese unterscheiden sich in erster Linie in der Erhöhung der prozentualen Curcumin-Aufnahme sowie in der Dauer der

Verfügbarkeit. Mit der Matrix-Extrakt-Technologie lassen sich die weitaus besten Ergebnisse erzielen: Die Resorption übersteigt die vieler anderer Verfahren weit und der Wirkstoff bleibt über mind. 12 Stunden auf konstant hohem Level verfügbar.

Kann jeder Curcuma bedenkenlos einnehmen?

Eine Überdosierung von Curcuma in seiner natürlichen Form ist kaum möglich. Übrigens: Es spricht nichts dagegen, die Wurzel – ähnlich wie Ingwer – in dünnen Scheiben auch roh zu verzehren. Die Weltgesundheitsorganisation (WHO) empfiehlt als Tagesdosis bis zu drei Gramm Curcuma-Pulver. In den zahlreichen Studien hat sich Curcuma fast ausnahmslos als sehr gut verträglich erwiesen. Auch Wechselwirkungen mit anderen Mitteln sind so gut wie nicht bekannt. Lediglich bei Gallensteinleiden oder bei Verschluss der Gallenwege darf Curcuma nicht angewendet werden. Betroffene sollten ärztlichen Rat einholen, wenn sie beabsichtigen, die Gelbwurzel zur Verbesserung ihres Gesundheitszustandes einzusetzen.

Buchtipps von Prof. Dr. Martin Storr

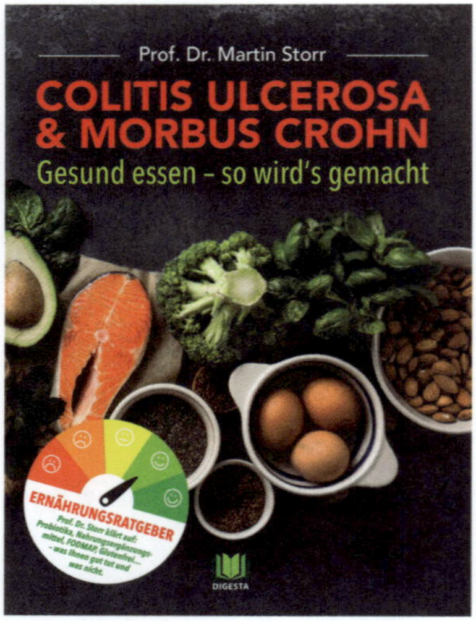

Colitis ulcerosa & Morbus Crohn

Willkommen im Ernährungsdschungel. Bei keinen anderen Erkrankungen sind die fachlichen Ernährungsratschläge so spärlich, die Internetwelt so voll von wundersamen oder verteufelten Diäten und die wissenschaftliche Literatur so unübersichtlich.

Ihr Ziel ist es, Beschwerden zu bessern, den Krankheitsverlauf positiv zu beeinflussen und Rückfälle zu verhindern. Der Inhalt dieses Ratgebers gibt Ihnen alle Informationen, die Sie brauchen, um Ihren eigenen Weg durch den Ernährungsdschungel zu gehen.

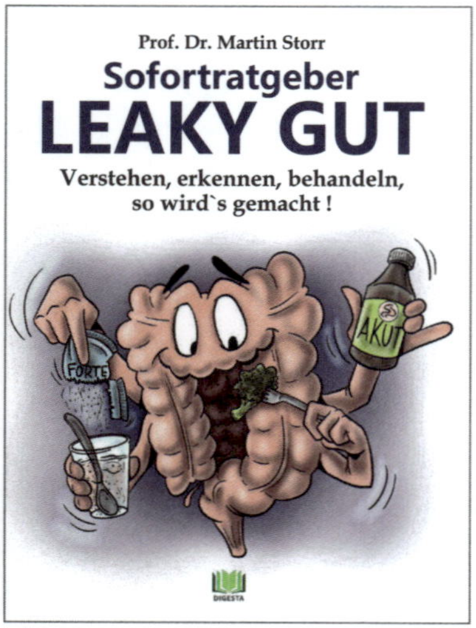

Sofortratgeber Leaky Gut

Die moderne, ganzheitliche Medizin sieht für viele, aber nicht für alle Erkrankungen eine Ursache im Darm. Die Darmbarriere, an der sich der Leaky Gut abspielt, ist unser Schutzschild. Wenn hier Schäden auftreten, können Beschwerden im Darm und Symptome im ganzen Körper entstehen.

Kommen Sie den Ursachen Ihrer Beschwerden auf die Spur, erfahren Sie alles über die verschiedenen Behandlungsmethoden und fühlen Sie sich endlich wieder wohl.

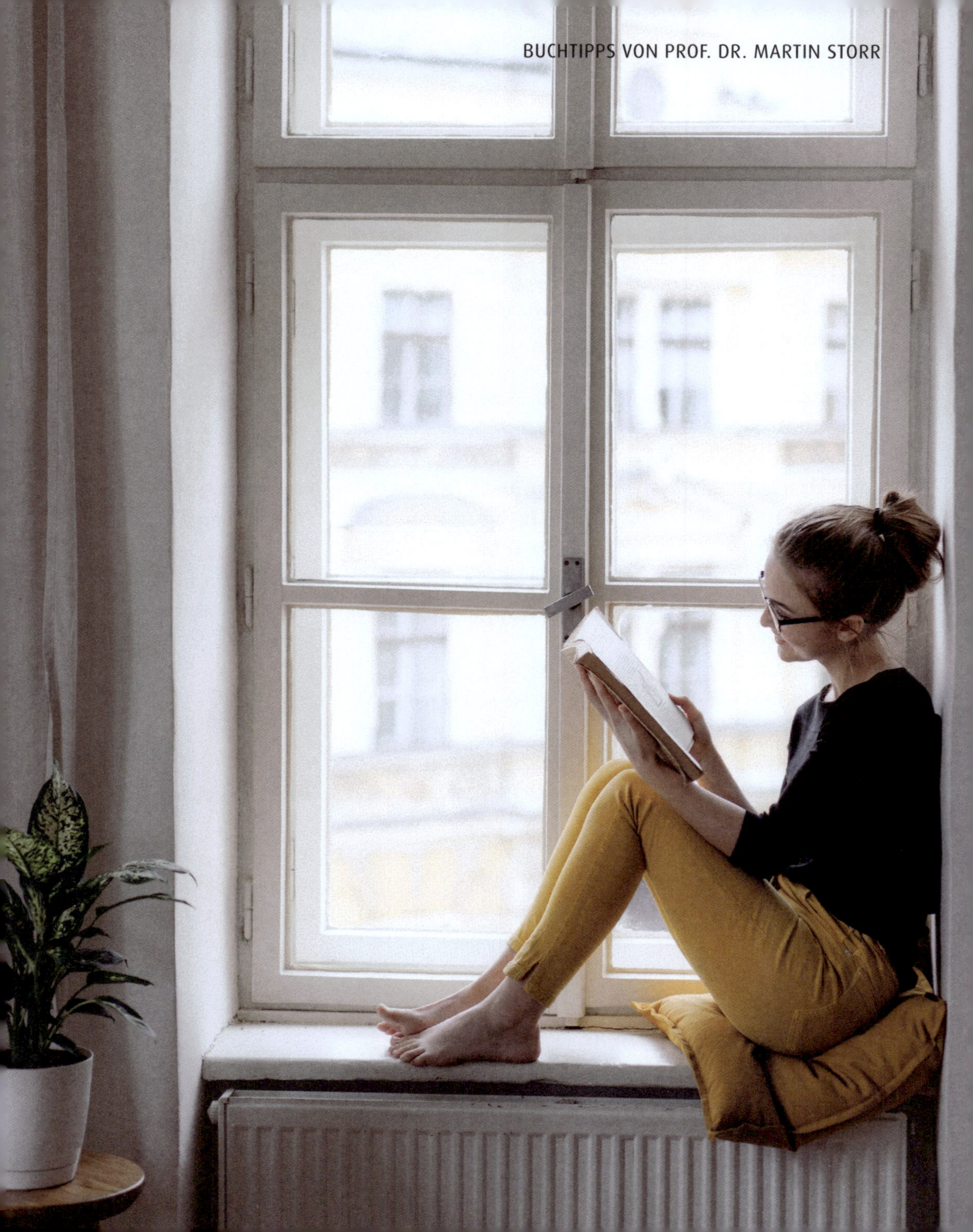

Stichwortregister